Collection de Sciences Médicales Élémentaires

° 18 45 CENT.

CHASTETÉ

et

CÉLIBAT

Le Célibat religieux. — Continence et Hystérie. — Confession, célibat, la Femme chaste.

PAR

Le Docteur RHAZIS

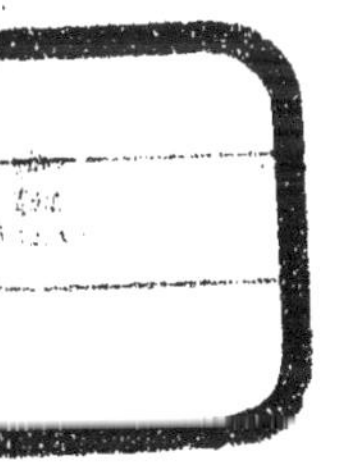

EN VENTE CHEZ :
ER, 39, Quai des Grands-Augustins
PARIS

CHASTETÉ ET CÉLIBAT

Collection de Sciences Médicales Élémentaire.

N° 18 45 Cent.

CHASTETÉ et CÉLIBAT

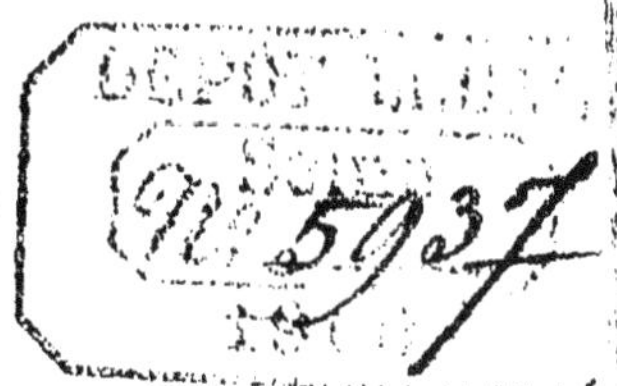

Le Célibat religieux. — Continence et Hystérie. — Confession, célibat, la Femme chaste.

PAR

Le Docteur RHAZIS

EN VENTE CHEZ :
De PORTER, 39, Quai des Grands-Augustins
PARIS

CHASTETÉ ET CÉLIBAT

I

Historique

Les anciens législateurs se sont toujours signalés par leurs rigueurs contre les célibataires.

Lycurgue les nota d'infamie, on les promenait nus, même en hiver, sur les places publiques et les jeux leurs étaient interdits. Plutarque nous a dit qu'il y avait même une solennité particulière où les femmes les traînaient nus aux pieds des autels, leur faisant faire amende honorable à la nature; elles les accablaient de soufflets et de coups en les forçant à chanter des chansons infamantes composées à cette occasion contre eux. Platon dans son livre des lois, leur impose une amende et défend envers eux la moindre déférence.

Il y avait bien en Grèce des femmes consacrées par la religion au célibat, telles les prêtresses de Delphes il y avait encore le Parthenon ou collège de Vénus : mais ces vierges n'étaient point liées par des engagements perpétuels.

Le célibat ne s'introduisit en Grèce que plus tard. Quelques riches particuliers, s'inspirant des préceptes, des stoïciens et des épicuriens, embrassèrent un célibat scandaleux et ne cherchant autre chose qu'à éviter les embarras du mariage.

A Rome, les lois furent aussi rigoureuses qu'en Grèce. Une antique loi forçait tous les citoyens à se marier et à élever leurs enfants. Ce règlement très sévèrement appliqué avait surtout sa raison d'être aux temps primitifs où la simplicité des mœurs en faisait une nécessité à chaque citoyen. Tous étaient forcés à porter les armes pour la défense de la patrie et les guerres étaient continuelles ; il fallait bien qu'en leur absence il y eut des enfants et des femmes pour maintenir les serfs et surveiller les esclaves.

Plus tard, les infractions à la loi se multipliant il devint impossible de tolérer plus longtemps que des citoyens restassent ainsi inutiles.

On imposa les célibataires. Après le siège de Veïes, Camille força les célibataires à épouser les veuves des citoyens morts pour la patrie.

Pour sévir encore avec plus de rigueur, on priva les célibataires du droit de tester, de prêter serment et de servir de témoin. Les gens mariés furent comblés d'honneurs.

Avec les conquêtes vinrent l'amour du luxe et la décadence des mœurs, et bientôt l'on mit en oubli tous les anciens règlements. Nombre de citoyens se dégoutèrent du mariage et le célibat se répandit comme un fléau contagieux.

César et Auguste sentirent le besoin de remédier à un mal dont les conséquences devenaient de jour en jour plus graves, César donna des récompenses à ceux qui avaient beaucoup d'enfants ; il défendit aux femmes qui avaient moins de quarante ans et qui n'avaient ni mari ni enfants de porter des pierreries et de se servir de litière. Méthode excellente d'attaquer le célibat par vanité. Auguste imposa des peines nouvelles à ceux qui n'étaient pas mariés et augmenta les récompenses de ceux qui avaient des enfants.

Mais ces lois ne portèrent pas les fruits qu'on en attendait.

Le célibat ne cessait d'avoir de nombreux partisans, soit à cause des lourdes charges qu'imposaient le mariage et le luxe toujours croissant des femmes, soit surtout à cause des prévenances et des attentions de toutes espèces dont les célibataires étaient l'objet de la part de ceux qui briguaient une place dans leur testament.

Quant aux vestales, il faut dire que jamais le nombre ne dépassa sept ou huit ; bien plus la superstition eut beau exalter ces vierges au-dessus de tout ce qu'il y avait de plus distingué dans Rome, les combler d'honneur et de richesse ne leur imposer aucune pratique pénible aucune suggestion incommode malgré tant d'avantage, le recrutement en était difficile, bien qu'aucune famille libre ne fut exceptée. Cet état n'était donc pas très envié.

Chez les Hébreux, on constate que la continence n'était pas regardée comme une vertu, au contraire, on voit l'excès contraire chez plusieurs hauts personnages : Enoch, Noé, Abraham, Isaac, Jacob, Samuel, David, etc., tous étaient mariés et père de famille nombreuse. Ils sont présentés comme des modèles de loi, de justice et de fidélité, malgré que certains eussent des concubines : il n'en est pas un seul que l'Ecriture sainte ait recommandé à cause de son célibat.

Moïse laissa à son peuple, sur le mariage

une liberté presque illimitée, à seule condition de respecter le lit du voisin.

Les mœurs primitives, fondées sur la loi naturelle avaient si bien consacré chez les Hébreux le lien conjugal et l'honneur de la progéniture que la stérilité elle-même était regardée comme un opprobre.

Les tristesses de Sarah et de Rachel sont restées légendaires ainsi que celles d'Anne devenue plus tard la mère de Samuel ; de même la fille de Jephté, victime du vœu imprudent de son père, qui se résigna à son sort, mais non pas sans pleurer sa virginité pendant quarante jours sur la montagne. Ces faits peignent bien l'opinion du peuple de Dieu sur la gloire de la maternité.

Le sacerdoce israélite, tel que l'institua Moïse n'était point fondé sur le célibat, puisqu'il était héréditaire. Le législateur se contenta de recommander aux prêtres de pratiquer la continence pendant quelques jours, avant de remplir les fonctions du sacerdoce. Aron, Heli, Samuel, et autres grands prêtres étaient mariés et père de famille. Moïse ne fut pas plus partisan du célibat religieux, au moins absolu, que du célibat laïque.

Le célibat religieux

II

Le célibat accrédité dans la religion à une origine antérieure au christianisme : c'est de la rivalité des sectes qui se sont fait gloire de se surpasser par l'austérité de certaines pratiques et dans l'influence physique de quelques climats où la température énervante porte l'homme à la paresse, à l'inaction, par conséquent à une sorte de contemplation moitié voluptueuse, moitié stupide et qui éteint chez le plus grand nombre le goût de la société et fait naître l'amour de la solitude.

Dans l'Inde, en Syrie, en Egypte, le célibat religieux existe depuis un temps immémorial.

Dans ces pays l'imagination était plus ardente, les hommes étaient par conséquent plus susceptible de superstition et de fénéantisme.

Les Fakirs et les bonzes ressemblent étonnamment aux solitaires de la Thébaïde : même zèle pour la continence et les austérités, même horreur des plaisirs et du confortable ; et cependant les premiers ne furent point inspirés du Saint-Esprit.

Il est vrai qu'Athénagore disait que les pratiques des prêtres indous leurs étaient inspirés par le démon, « car dit-il, quels autres que les démons auraient pu persuader aux prêtres de se rendre eunuque ? à ceux de Diane de se blesser eux-même de mille manières ? à d'autres de se déchirer à coups de fouet ? Ces pénitences effrayantes ne peuvent être que l'ouvrage des démons, mais quant au vrai Dieu, jamais il ne nous porte à ce qui *contredit la nature* et comme il est la bonté même, il est toujours bienfaisant.

Saint Clément dit aussi : Ces pénitences

auxquelles ils s'assujettissent peuvent bien exciter la compassion des hommes, *mais sont indignes d'un culte religieux*, car Dieu est plein de douceur et de clémence. »

Ces docteurs de l'Eglise ne se doutaient point que plus tard on ferait consister la perfection dans des pratiques et des pénitences qui, selon eux avaient tous les caractères de l'extravagance et de la barbarie :

Les sentiments les plus contraires au bon sens et à la raison prévalurent; tout ce qui supposait une victoire sur soi-même était jugé faire impression sur l'esprit du peuple naturellement ignorant. C'est pourquoi les rivales ont employé ces moyens pour assurer leur suprématie.

Telle est l'origine première du célibat qu'on ne doit pas attribuer au christianisme puisqu'il existait avant lui.

Nous avons dit que rien ne ressemblait plus aux fakirs que les anciens cénobites. Il n'y a pour s'en convaincre qu'à lire les relations des voyageurs sur les singulières extravagances des prêtres indous. En effet c'est vers les antiques pagodes de Jagrenat ou de Bénarès dans lesquelles les incantations de Vichnou et les mystères de la trinité indoue sont enseignés, qu'on trouve encore une multitude de brahmes et des fakirs, fuyant le contact impur des autres hommes et qui vivent dans le célibat et avec les simples fruits de la terre, attendant l'illumination céleste en regardant le bout de leur nez, jusqu'à ce qu'ils aperçoivent une flamme sortir de leur nombril. C'est parmi les retraites sauvages que ces saints contemplateurs s'exercent à ces austérités horribles et peu croyables ; pendant toute leur vie ils considèrent la vie comme un exil de leur âme dans le tombeau du corps jusqu'à ce qu'elle passe à des plus heureuses transmigrations et parvienne enfin au sein de Bramha. Les peuples regardent avec vénération ces hommes s'immolant volontairement à des douloureux sacrifices. Les uns se contraignent à ne jamais se coucher, à dormir debout appuyé contre un arbre, les autres à ne se lever de leur vie, à ramper à terre : d'autres s'étendent sur des lits hérissés de pointes de fer qui les déchirent; quelques uns se tiennent éternellement les mains jointes au-dessus de leur têtes, en sorte qu'elles s'y dessèchent, deviennent ankylosées, paralytiques et qu'il faut qu'on leur présente la nourriture comme à des enfants ; d'autres soutiennent des chaînes et des poids de fer si lourds qu'ils sont accablés et meurtris sans cesse. Il y en a qui vivent suspendus par les pieds à un arbre et achèvent ainsi la pénitence de leur vie ; on en voit qui portent des crampons de fer accrochés dans leurs chairs, ce qui y cause des suppurations ulcéreuses continuelles. Quelques uns se font enterrer jusqu'au cou; plusieurs ont un anneau énorme d'infibulation à leur prépuce pour s'ôter jusqu'à la possibilité des tentations vénériennes. Ils ont des disciples qui doivent demeurer 37 ans à leur école, sans parler, sans tousser, ni cracher;

au bout de ce temps ils peuvent mettre une chemise et épouser plusieurs femmes.

Les brahamines ne cessent d'être en contemplation et les prières succèdent aux prières sans aucun répit ; le jeûne est presque continuel.

Les Samenéens sont des religieux cloitrés, vivant dans l'abstinence et la continence la plus absolue.

Un chartreux et un trappiste ont certainement une vie moins austère que ces êtres-là et toutes les austérités des saints sont ici surpassées.

Les moines de la Thébaïde n'ont qu'imité, et bien faiblement, les fakirs et les brahamines de l'Inde; ils avaient cependant ce principe commun dans l'idée que l'état actuel de l'homme n'est si misérable que parce que l'âme y est dans une situation forcée, contraire à sa nature et à sa destinée et dont il faut l'affranchir en subjugant le corps qui l'opprime.

Les prêtres de l'ancienne Egypte étaient

astreints comme les moines à plusieurs abstinences, dans lesquelles ils devaient vivre. Ils formaient une caste séparée ainsi que les brahames; il en était à peu près de même des mages de l'antique Chaldée et de la Perse. Aujourd'hui encore outre les bonzes, les talapins et autres cénobites ou moines de l'Asie occidentale, on trouve répandue dans presque toute la grande Tartarie la religion des Lama, dont les prêtres peuplent une foule de monastères sous la direction suprême du Dalaïlama, dont ils préconisent la sainteté et la toute puissance, ils sont également astreints au célibat.

Dans le nouveau monde, il y avait chez les Incas des vierges consacrées au soleil et vouées au célibat, sorte de prêtresses non moins honorées que les vestales romaines.

Les anciens druides des Gaules formaient une caste soumise à un régime et à des consécrations religieuses, mais aucun des anciens prêtres ne poussa si loin la ferveur de la chasteté que les prêtres de Cybèle et d'Atys;

chez les Lyriens ils se condamnaient à la castration. Les hiérophantes d'Athènes se contentaient d'anéantir les désirs lascifs par l'usage interne et modéré de la ciguë, comme les Athéniens dans les fêtes de Panathénées devaient coucher sur des rameaux d'agnus cactus.

Parmis les juifs, les Récabites, les Nazaréens, les Esséniens, se livraient à d'autres pratiques d'abstinence et de piété loin du monde ils jeûnaient, subissaient un long noviciat dans la soumission à la pauvreté et le célibat.

La chasteté fut de règle parmi les cénobites mais c'est surtout chez les femmes qu'elle fut en honneur. Cette vertu, le plus difficile des préceptes était aussi la plus rigide. Il faut être vierge dans toute la conduite, dit Saint-Basile, car on fornique jusque par les regards et les discours, il y a même des adultères de pensées.

Les anges ne sont pas mariés, l'exemption des œuvres du mariage est donc la perfection angélique par excellence. Que sert d'être une vierge pure de corps si l'on se prostitue par le cœur ?

Avant de vous consacrer à Dieu, vous êtes libre d'user des avantages de la terre, mais une fois que vous êtes vouées, rien n'est plus à vous, et c'est comme renier la divinité que de violer ses serments. Qu'on songe à tous ses tourments qu'ils fallait s'imposer pour amortir la concupiscence, surtout sous les cieux brasés qui ont toujours sollicité les orientaux aux plus grands débordements de la luxure à tous les âges.

L'ardent Saint-Gérôme était obligé de se meurtrir la poitrine avec des cailloux pour émousser les aiguillons de la chair ; il disait : la puissance diabolique est dans les tombes ; et il ne put s'empêcher d'être le directeur de la chasteté des veuves Paula et Marcella, de la vierge Eustochius et Fabiola.

Le démon de la chair souffletait aussi Saint-Paul. Arigène ne crut pouvoir échapper à la tentation qu'en se délivrant des organes sexuels, comme le faisaient les prêtres de Cybèle ; mais en s'ôtant le pouvoir de succomber, il se privait du mérite de la résistance, aussi son erreur fut tellement condamnée qu'il fut défendu aux eunuques d'être prêtres ou papes.

Cependant, comme l'a remarqué Borden, cette vie dure dans la classe et le cilice détermine davantage l'irritation des organes génitaux et dispose aux pollutions nocturnes. Aussi les anachorètes prenaient-ils des précautions particulières, chaque nuit, contre le démon et la chair.

On sait de quelles illusions étranges ce démon tenta Saint-Antoine. D'autres voulurent s'habituer à dormir debout en s'appuyant contre les murs ou plutôt à veiller ainsi comme sainte Dorothée le Chélaım, il y en eut qui passèrent l'hiver, ainsi que l'été, les nuits en plein air sur la cime des rochers, sans abri contre les intempéries, comme Saint-Cuabasse. Aussi, dans la règle de Saint-Basile et de Saint-Benoît, doit-on se réveiller au milieu de la nuit pour prier. Saint-Chalide se couchait dans des cavernes étroites qui tenaient le corps dans une posture pénible. C'est ainsi qu'il se martyrisait continuellement.

Ceci prouve que l'instinct sexuel n'est pas facile à vaincre et que, s'il faut employer de pareils moyens pour y arriver, il est étrange que des hommes vivant dans le monde puissent s'y soustraire.

Dès le commencement de l'empire romain, dit Montesquieu, une secte de philosophie avait déjà introduit un esprit d'éloignement pour les affaires. De là une idée d'imperfection attachée à tout ce qui mène une vie spéculative, de là l'éloignement pour les soins et les embarras d'une famille. La religion chrétienne, venant après la philosophie, fixa, pour ainsi dire, les idées que celle-ci n'avait fait que préparer.

Le christianisme naissant crut devoir, pour combattre les mœurs corrompues de l'Empire, se jeter dans l'excès contraire et fit de la continence l'état par excellence.

Mais si grande que puisse avoir été l'estime accordée au célibat jusqu'à Charlemagne, on n'osa point pour cela en faire une règle absolue ; on avait compris que c'était faire violence à la volonté et qu'il était injuste de prendre pour loi de toute la vie quelques excès de faveur passagère. On était aussi trop près du temps du Christ, qui n'avait point prescrit une telle loi pour se permettre d'introduire une discipline manifestement contraire à l'Evangile.

On a accumulé dans les traités spéciaux une foule d'arguments tendant à prouver, d'après les écrits des Pères de l'Eglise, que ces deux états étaient la véritable perfection, la plus agréable à la divinité. Mais toutes ses interprétations sont aussi abusives que ridicules, on y voit que la brutale volonté d'une domination autocratique que se sont adjugée les prêtres.

Ils ont, en outre, beaucoup insisté sur la

pureté qui est l'apanage de la virginité et sur la souillure du mariage, souillure physique et souillure de l'âme, disent-ils ; or, si la volupté est une souillure, pourquoi constitue-t-elle donc, le principal entraînement de l'acte que Dieu a mis en nous pour but de la reproduction de l'espèce ? Croire que l'âme puisse être souillée en satisfaisant aux besoins de la vie, c'est encore vouloir donner tort à Dieu, qui l'a formée. C'est aussi une manière peu louable pour ceux qui la servent d'honorer la divinité que de trouver des défauts dans ses lois. Il nous semble que les pénitentiels où sont énumérés les divers degrés d'impureté et le prix qu'on doit y mettre pour le racheter constituent bien la véritable raison de l'ingérence du clergé dans ces questions délicates. C'est pour cela que les impuretés ont été multipliées à l'infini, de façon à en faire une énumération aussi stupide qu'indécente. N'ont-ils pas donné le nom d'impuretés aux pollutions nocturnes involontaires ?

Les Pères de la primitive Eglise pensaient autrement que les casuistes du moyen-âge. Titus, évêque de Bortia, en Arabie, mort en 371, dit en effet :

« La concupiscence est un désir naturel inné dans nos corps pour que les animaux soient portés à la propagation de l'espèce, comme par une nécessité de nature. Cet ordre a été établi par l'infinie sagesse du Créateur, puisque la continuation de leur espèce est absolument nécessaire. Cependant, comme les douleurs et les dangers de l'enfantement, les inquiètes sollicitudes que cause l'éducation des enfants, auraient pû dégoûter les hommes, il convenait qu'un désir naturel, irrésistible, les forçat en quelque sorte à s'unir pour propager leur espèce. La raison montre bien que la conservation de l'espèce humaine est un objet préférable à la volupté ; toutefois la volupté elle-même, si elle est réglée par la raison et par la loi de son auteur. »

Le pape Grégoire VII, en 1074, défendit

à tous les prêtres de continuer à vivre avec leurs femmes et à ceux qui se destinaient aux autels de se marier à l'avenir. Les raisons que ce pape fit prévaloir au Concile qu'il avait assemblé à cet effet sont assez bizarres :

« Les ecclésiastiques doivent s'éloigner de toute imperfection, le mariage en est une très grande.

« La femme séduit l'homme dans le paradis terrestre par la pomme de l'arbre de la science du bien et du mal, que Dieu lui avait interdit de manger.

« La femme a donc été la cause du péché originel.

« Donc, les prêtres du Seigneur doivent s'éloigner de la femme ; les fils d'Adam doivent fuir les filles d'Eve. »

La décision du Concile souleva de nombreuses protestations, et la plus juste fut d'un évêque français :

« Saint-Père, dit-il, si vous ôtez à l'homme devenu prêtre le droit d'aimer une femme, si vous lui imposez le devoir de ne pas l'aimer, vous l'isolez complètement du reste de l'humanité. »

Or, c'est précisément ce que voulait le pape, il voulait isoler les prêtres du corps social, créer une caste et ainsi établir une théocratie universelle.

Puis il se fit déclarer infaillible.

Grégoire suscita de telles colères qu'il fut déposé par plusieurs Conciles. Trente évêques assemblés à Brixen, en 1080, le remplacèrent par l'archevêque de Ravenne.

Chose curieuse, ce pape qui faisait décréter la continence absolue avait trois maîtresses avérées, la mère, la tante et la cousine du roi d'Allemagne.

Le clergé français lui adressa cette protestation :

« Vous êtes un hérétique, Saint-Père, car vous avez enseigné le contraire de la parole du Christ. Quant à vous, Pontife sacrilège, dont les débauches avec les jeunes mariées et les adultères avec la princesse Mathilde et avec sa mère sont un scandale public, nous comprenons que vous voudriez entraîner les prêtres dans les dérèglements, en les forçant de se séparer de leurs épouses ; mais nous vous déclarons que nous préférons renoncer à la prêtrise qu'à nos femmes légitimes. »

Néanmoins, la loi du célibat des prêtres trouva des défenseurs parmi les évêques et, peu à peu, elle fut rigoureusement imposée ; c'est à partir de cette époque que l'on eut à observer les incroyables turpitudes du clergé.

Il suffit de consulter les délibérations de Concile et de voir les peines infligées aux délinquants pour se rendre compte des débauches inouïes dont les prêtres se souillaient.

Il est cependant à remarquer que les décrets des Conciles condamnaient non pas autant les désordres que la publicité. Les évêques disaient; en effet, à leurs subordonnés : *Si vous n'êtes pas chastes, du moins soyez prudents.*

Si l'on veut un exemple de la dissolution des mœurs du haut clergé et des papes, il faut lire dans les *Annales ecclésiastiques* ce qu'écrivait le cardinal Boronius : Hélas ! qu'elle était hideuse la physionomie de la Sainte-Eglise romaine !

Ce qui dominait dans Rome, c'étaient les infâmes prostituées devenues toutes puissantes.

C'était elles qui nommaient aux évêchés et transformaient les évêques, et ce qui est plus horrible à dire et à expliquer, on ne voyait s'asseoir sur la chaire de Saint-Pierre que des concubinaires et faux pontifes, qu'on ne doit inscrire sur le catalogue des papes que pour la chronologie.

Le chanoine Lablu a rapporté la vie du pape Serguis III ; il atteste que c'était un homme adonné à tous les vices et le plus scélérat des hommes... un homme qui, aux sacrilèges les plus horribles, joignait les impudicités les plus dégoutantes.

Honorius, prêtre d'Autun, s'explique ainsi :

Regardez ces évêques et ces cardinaux de Rome ; ces dignes ministres qui entourent le trône de la *bête* :

Ils sont toujours occupés de nouvelles iniquités et ne se lassent point de commettre des crimes ; non seulement ces infâmes, s'adonnent, avec les jeunes diacres, à toute espèce de dépravations, mais encore ils veulent obliger le clergé des provinces à les imiter.

Aussi dans toutes les églises, les prêtres négligent le service divin, souillent le sacerdoce par leurs impuretés, trompent les peuples par leurs hypocrisie, renient Dieu, par leurs œuvres, se rendent le scandale des nations et forgent un réseau d'iniquités pour asservir les hommes. Regardez aussi ces moines encouragés par l'exemple des turpitudes du clergé.

La fourberie et l'hypocrisie s'abritent sous leurs capuces, le froc couvre tous les vices, la gourmandise, la cupidité, l'avarice, la luxure et la sodomie.

Regardez enfin le couvent des nonnes ! *La bête* a dressé son lit dans ces dortoirs, dont toutes les couches sont masculées des plus horribles débauches. Ce n'est plus la vierge que ses filles abominables choisissent pour modèle, mais Phryné et Messaline ; ce n'est plus devant le Christ qu'elles se prosternent, mais devant Priape ; etc... Tel était le fruit de la continence absolue.

Les papes d'Avignon n'étaient pas plus chastes, au contraire, Pétrarque s'exprime ainsi :

Je ne dirai rien des viols, des rapts, des adultères, des incestes, qui sont des jeux pour la lubricité pontificale ; je ne parlerai point, du moins des femmes enlevées, lesquelles sont non seulement chassées de leurs maisons, mais encore bannies de leur patrie, et je ne dirai pas qu'un grand nombre d'entre elles sont contraintes de reprendre leurs époux, quand elles portent dans leurs seins le fruit des crimes des prélats, et de les rendre quand elles sont délivrées ; et cela se continue jusqu'à ce que l'impudique prélat soit entièrement dégoûté et rassasié, je ne suis pas le seul à savoir ces choses, tout le peuple les connaît et garde un silence commandé par la peur, mais n'en est pas moins horriblement indigné.

Plus loin, Pétrarque raconte les aventures d'un pape de 70 ans. Un petit vieillard lascif comme un bouc et davantage encore, s'il est possible de trouver un être qui dépasse cet animal en lascivité et en infection...

C'est un camérier qui parcourt la ville à la recherche du frais gibier, et quand il a trouvé quelque jeune fille disposée à le suivre, il l'introduit auprès du pape (Clément VI). Dès que le vieillard entend soulever la portière, il se glisse hors du lit, il court, il vole vers la belle; ses mains décharnées écartent les obstacles, ses lèvres pendantes et infectes la couvrent de baisers, et il témoigne par de légères morsures combien il est pressé de consommer ce nouvel hyménée...

Mais la jeune fille, prise d'une aversion subite à l'approche de ce vieillard, le repousse avec dégoût et s'écrie qu'on l'a trompée, qu'on lui a promis de la conduire à un magnifique et illustre prélat, et qu'elle ne souffrira pas qu'un prêtre décrépit et difforme lui fasse aucune violence. La lutte s'engage, le lubrique personnage se voit contraint d'user de prestige ; il va se revêtir de la pourpre cardinalice et se présente ainsi en disant : « Tu vois bien qu'on ne t'a pas trompée, et que je suis bien un prince de l'Eglise ». La fillette le repousse toujours ; alors Clément VI ouvre un coffret en sort la tiare et s'en coiffe. Tu dédaignes le cardinal ; oseras-tu résister au souverain pontife ? Et la pauvrette n'ose plus résister, en effet, et reçoit toutes les caresses immondes au nom de Jésus-Christ.

Qu'on applaudisse maintenant, dit Pétrarque, la pièce est terminée. Nous pourrions raconter mille anecdotes aussi scandaleuses que celles-ci, mais dont le dénouement à été plus tragique, nous nous arrêterons-là pour ne point fatiguer votre esprit de scènes dégoûtantes et monstrueuses.

La terrible aventure qui arriva à la sœur de Pétrarque est racontée par Squarciatico :

Benoît XII était pape d'Avignon ; il vit un jour la sœur de Pétrarque, la jeune Sevagia, qui était une merveilleuse beauté ; désirant la posséder, il pensa pouvoir l'obtenir à prix d'or ; mais Pétrarque indigné, refusa cet ignoble marché. Le pape irrité dénonça aux inquisiteurs le poète comme hérétique, et Pétrarque n'échappa à la mort qu'en fuyant en toute hâte ; malheureusement son frère n'eut pas les mêmes scrupules, il ne demeura point insensible à l'or que lui offrit le saint-père et lui abandonna sa sœur, la pauvre petite n'avait que 16 ans, malgré ses cris et ses pleurs, elle fut saisie brutalement, par l'horrible satyre, qui étouffa ses sanglots sous les baisers baveux de sa bouche sacrilège, Benoît XII mourut des suites de ses débauches infecté de vérole.

Le pape Sixte IV (1484) fonda à Rome, dit Cornelius-Agrippa, un très noble lupanar, où étaient taxées les filles ; cette taxe rapportait au pape vingt mille ducats par an.

Inutile de raconter les horreurs dont se rendit coupable Alexandre VI, ses débauches surpassent les plus infâmes des empereurs romains.

L'histoire, enfin, nous apprend que la dépravation des mœurs, grâce à la loi du célibat, avait été poussée si loin par les papes que la foi elle-même avait disparu.

Les temps n'ont pas changé. Le catholicisme était ma vie, écrivait Lamennais, puisqu'il était celle de l'humanité, je voulais le défendre, je voulais le soulever de l'abîme où il va s'enfonçant chaque jour ; rien n'était plus facile. Les évêques ont trouvé que cela ne leur convenait pas. Restait Rome, j'y suis allé et j'ai vu le plus infâme cloaque qui ait jamais souillé les regards humains. L'égoût gigantesque des Tarquins serait trop étroit pour donner passage à tant d'immondices. Là nul autre Dieu que l'intérêt, on y vendait les peuples, on y vendait le genre humain, on y vendait les trois personnes de la sainte Trinité, l'une après l'autre ou toutes ensemble, pour un coin de terre ou pour quelques piastres. J'ai vu cela et je me suis dit : Le mal est au-dessus de la puissance de l'homme, et j'ai détourné les yeux avec effroi. »

Saint-Bernard disait : Vivre dans la chair, sans commettre les œuvres de la chair, c'est une vertu plutôt angélique qu'humaine. Or les ecclésiastiques étant des hommes et non des anges, il est nécessaire qu'ils subissent les conséquences de leur nature ; il n'y a point d'exception, le rang, l'état, ne font rien à la chose.

On peut même dire que cette volupté, qui est du ressort du corps, doit être forte comme lui cela est tout naturel, les prêtres ne font rien qui puisse les lasser journellement, comme ceux dont la vie dépend de leur travail. Ils nourrissent et soignent si bien leur corps, que l'on peut dire avec le pape Saint-Léon, que si les chastes pensées et les chastes actions viennent de l'abstinence et de la sobriété, les pensées et les actions impures viennent de la violation de ces deux vertus, qui ne croira pas alors et conséquemment, en consultant ce qu'on éprouve soi-même qu'ils doivent être violemment portés à l'amour? Aussi se laissent-ils entraîner mollement, de temps à autre, à des impulsions si douces de la nature, à cet instinct si puissant. Jugez de là combien de fois l'on verrait leurs marques sur le seuil des portes des maisons où ils seraient à prendre leurs ébats.

La chasteté du confesseur

III

Ce sont les écrivains religieux qui fournissent eux-mêmes la constatation irrécusable du danger de la confession pour la chasteté du prêtre et de l'immoralité de celle-ci, par l'intimité qu'elle établit entre le jeune confesseur et la jeune pénitente.

Le Père Lorente nous dit que le pape Paul IV adressa, le 18 janvier 1556, aux inquisiteurs de Grenade, un bref dans lequel il disait qu'il avait appris qu'un certain nombre de confesseurs abusaient de leur ministère au point de solliciter les femmes, les filles et les jeunes garçons au péché de luxure dans le tribunal de la pénitence.

En conséquence, il ordonnait à ses inquisiteurs de poursuivre les prêtres que la voix publique accusait d'un aussi grand crime et de ne faire aucune grâce.

Les inquisiteurs ayant communiqué la lettre du pape à l'archevêque de Grenade, celui-ci leur écrivit que, dans les circonstances où l'on se trouvait, la publication de la bulle pouvait avoir des inconvénients, si elle était faite dans les conditions ordinaires et qu'il convenait d'agir avec prudence.

L'archevêque convoqua, en conséquence, les curés et autres ecclésiastiques, tandis que l'inquisition en agissait de même pour les chefs de différents monastères, et il fut enjoint aux uns et aux autres de notifier le bref du pape à tous les confesseurs et de leur recommander de se conduire avec une grande prudence à l'avenir et de ne donner au peuple aucune connaissance de la bulle pontificale, de crainte que beaucoup de personnes ne renoncent à la confession, etc.

Les découvertes qui eurent lieu prouvèrent au pape que l'abus en question n'était pas particulier à la province de Grenade et qu'il était urgent de soumettre à la même loi toutes les provinces du royaume.

Un des édits publiés à Séville, en 1563, donna lieu à un si grand nombre de dénonciations que les greffiers du Saint-Office ne suffirent plus à les recevoir, ce qui obligea d'assigner un terme de trente jours à chaque femme dénonciatrice pour se présenter une deuxième fois. Comme ce renvoi fut suivi de plusieurs autres, il ne fallut pas moins de cent-vingt jours pour recevoir toutes les dénonciations.

Mais les inquisiteurs, effrayés de ce grand nombre de coupables et du scandale qui en résultait, prirent le parti d'abandonner leur entreprise et renoncèrent à poursuivre les délinquants.

Les papes publièrent successivement, pendant les années 1614 à 1622, des bulles et des décrets dont le dernier était ainsi conçu :

« Vous déclarez, si vous savez si quelques confesseurs, prêtre ou religieux, n'importe le rang, dans l'acte de la confession, soit immédiatement, avant ou après, soit à propos ou sous prétexte de la confession, ou dans tout autre lieu, a sollicité ou engagé à solliciter des femmes en les engageant ou les provoquant à des actions honteuses ou déshonnêtes, soit avec lui-même, soit avec d'autres personnes, ou qu'il a eu avec elles des entretiens scandaleux. Nous exhortons les confesseurs et leur ordonnons d'avertir toutes celles de leurs pénitentes qui auraient été sollicitées en cette manière de l'obligation qui leur est imposée de dénoncer lesdits suborneurs au Saint-Office. »

On voit, d'après l'ordre donné aux femmes de déclarer les sollicitations qui leur auraient été faites par les confesseurs de commettre des actions honteuses et déshonnêtes, non seulement avec eux, mais aussi avec d'autres personnes, qu'il se trouvait des prêtres assez vils pour servir d'entremetteurs et corrompre les femmes pour le compte des personnes desquelles ils attendaient un salaire ou un avantage quelconque.

C'est ainsi que fut jugé un moine espagnol en Amérique, qui séduisit 13 religieuses sur 17 dans un couvent. Il prétendit avoir reçu révélation du Christ, l'autorisant à se livrer au plaisir des sens.

On lui observa qu'il était singulier que le Christ l'eût autorisé à avoir commerce avec 13 femmes jeunes et belles et nullement avec les 4 autres laides et vieilles.

Il répondit : l'Esprit souffle où il veut.

En Toscane, dit Bricci, évêque de Pistoie, le libertinage monacal introduit dans les couvents au moyen de la confession était une source de scandales ; on apprit que les moines mangeaient avec les religieuses, qu'ils dormaient avec elles dans les cellules privées. L'enquête révéla des faits d'une immoralité monstrueuse et dans laquelle la dévotion servait à autoriser tous les genres de débauches. Ainsi une religieuse déclara que la sœur Buonamici lui avait dit pour la séduire et sous prétexte de la mettre dans la perfection, qu'elle avait eu commerce avec le Christ comme homme et qu'elle avait bu du lait de la Sainte-Vierge, qu'elle avait joui du plaisir du paradis.

La mère Dragoni déclare qu'elle avait été sollicitée à commettre des actions indécentes par les sœurs Buonamici et Spieghi, que la première s'était présentée devant elle pour la prier de lui procurer des moyens de s'unir à Dieu.

Elle lui avait déclaré, en même temps, que ses moyens étaient la copulation charnelle et elle lui avait indiqué, comme étant propre à l'assister dans cet acte, le confesseur qui était le Père Gamberani, parce que le chose devait se faire par un prêtre.

La sœur Buonamici avoua qu'elle enseignait aux religieuses que les actes impudiques auxquels elle les dressait étaient vertueux et propres à faire avancer dans la voie de la perfection.

Un des moyens que les moines avaient pris pour dépraver les infortunées religieuses était la lecture et l'interprétation de ces livres mystiques qu'on a l'habitude de faire lire dans les couvents aux jeunes personnes pour exalter et fanatiser leur esprit. On trouve, dans une lettre de l'abbé Mengoni, que deux religieux abusaient des œuvres de Jean de la Croix et d'autres livres de théologie mystique, pour porter au péché les religieuses, leurs compagnes, les novices et les pensionnaires. Ces corrupteurs passaient de ces lectures à des discours par lesquels ils entretenaient insensiblement les religieuses, soit dans la confession, soit dans leurs visites qu'ils faisaient, aux idées les plus licencieuses et de là, enfin, aux pratiques du libertinage le plus criminel.

Plus tard, Érasme disait : « Souvent des pénitentes tombent entre les mains des prêtres qui, sous prétexte de confession commettent des actes dont il n'est pas bon de faire mention. Ceux qui devraient corriger les mœurs deviennent les associés, les maîtres et les disciples de la débauche ». Cet auteur dit avoir connu un prêtre, directeur d'un couvent de religieuses, qui se vantait d'avoir perverti deux cents vierges.

Les honteuses conséquences du célibat des prêtres sont aussi scandaleuses de nos jours qu'aux siècles passés; la continence absolue n'est point observée par la majorité des prêtres et, certes, si l'on trouve dans les *Annales de la Police*, sous M. de Sartines, 1,200 religieuses prises en flagrant délit dans des maisons de femmes, il n'y a pas de raison pour que les mêmes causes ne produisent aujourd'hui, les mêmes effets. Les scandales journaliers déférés aux tribunaux donnent la mesure des désordres dont se souillent les ministres de la religion et les vouent à la suspicion et au mépris public.

Il faut considérer que la plupart des prê-

L'INCASSABLE

Préservatif tout spécialement recommandé

Baudruche blanche de la plus extrême souplesse

Qualité ordinaire..........	la douz. 2 fr. 50	Les 6 douz. **12 fr.**
Qualité demi fine..........	la douz. 3 fr. »	Les 6 douz. **15 fr.**
Qualité fine................	la douz. 4 fr. »	Les 6 douz. **20 fr.**
Qualité très fine...........	la douz. 5 fr. »	Les 6 douz. **25 fr.**
Qualité forte et fine.......	la douz. 6 fr. »	Les 6 douz. **30 fr.**
Qualité extra-forte et superf.	la douz. 8 fr. »	Les 6 douz. **40 fr.**
Qualité « Sélect »..........	la douz. 10 fr. »	Les 6 douz. **50 fr.**

Tous ces préservatifs sont d'une absolue solidité ; leur adaptation merveilleuse ne supprime en rien les sensations de l'épiderme des personnes qui les emploient.

(Pour s'en servir, humecter sensiblement l'appareil, à seule fin de lui faciliter l'extrême adhérence).

Nota : Commander toujours une taille légèrement supérieure à celle de l'organe à recouvrir, rapport au rétrécissement survenant de l'humectation des baudruches.

Préservatifs pour Dames

en feuille anglaise extra et à bourrelet pneumatique

« Le Pratique »

Cet appareil tout récemment inventé, est l'un de ceux qui assurent la sécurité la plus complète et la plus absolue sans rien enlever à l'illusion ni aux sensations.

Ainsi que le représente la figure ci-jointe, il se compose d'un bourrelet pneumatique, prolongé d'un tube en caoutchouc très souple et fermé.

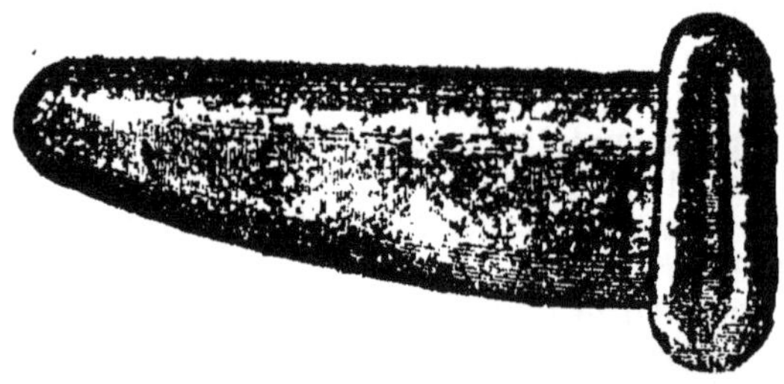

Placé à l'entrée, mais de préférence à l'intérieur de l'organe de la femme dont il possède exactement la forme et la dimension, il reste invisible et reçoit l'extrémité de l'organe de l'homme entre ses parois, préalablement enduites de notre Crème Persane.

« Le Pratique » est donc comme un second vagin protecteur qui garantit la *sécurité complète*, laisse l'*illusion du naturel* et ajoute à *l'intensité des sensations*.

Prix pour toutes les dimensions : *La pièce*, **5 francs.**

PESSAIRES AMÉRICAINS
ou Préservatifs pour Dames

Pessaires américains en caoutchouc purifié et a bourrelet à air comprimé garantis incassables.

« Le Préféré »

Ce préservatif est sûr et commode, aussi le recommandons-nous à toutes nos clientes. Il ne gêne ni l'homme ni la femme.

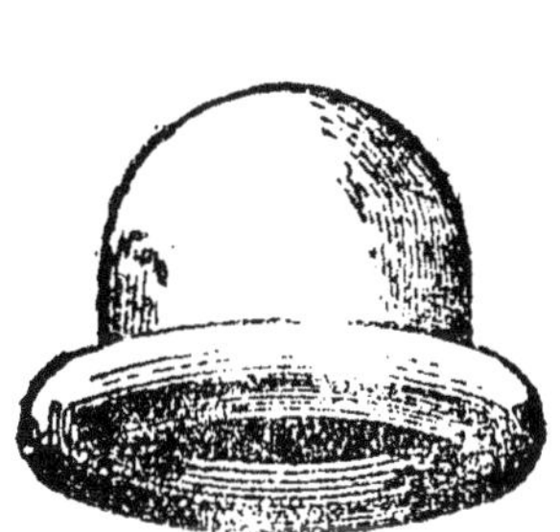

Fig. 1.

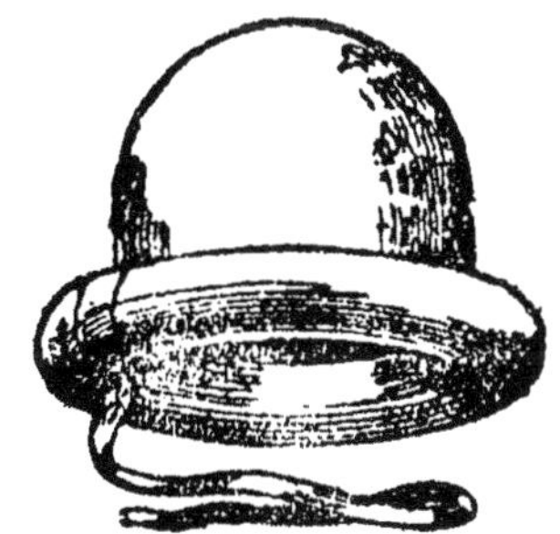

Fig. 2.

Il se fait en quatre dimensions, n° 1, petit; n° 2, moyen; n° 3, grand; n° 4, très grand, en caoutchouc rouge ou noir, avec ou sans tirette.

On prend la grandeur qui convient le mieux selon la conformation de la femme.

Prix pour toutes les grandeurs :

En caoutchouc rouge ou noir, avec ou sans tirette.

Un *pessaire pour Dame* « Le Préféré »........ **2.50**

La boîte de *3 pessaires pour Dame* « Le Préféré » **6.25**

Nous n'insisterons pas sur la qualité de nos pessaires pour Dames, qui sont fabriqués en caoutchouc anglais pur.

Nous les garantissons de bonne confection et d'une solidité à toute épreuve. Les bourrelets sont soigneusement apprêtés, ils sont à air comprimé, leur grande souplesse leur permet de prendre la forme de l'organe. Grâce à la confection scientifiquement combinée de nos pessaires, la préservation est absolument assurée.

Manière de placer le Pessaire « Le Préféré »

A défaut de leçon pratique possible, nous essayerons de décrire la manière de choisir et de placer le pessaire.

Rassembler par une légère pression du pouce et de l'index les deux côtés ou bords pour pouvoir introduire le pessaire facilement, la calotte en dehors, et l'enfoncer autant que possible pour qu'il occupe la position indiquée dans la Fig. 3.

Un Pessaire étant bien placé ne doit gêner en aucune **façon** ni l'homme ni la femme. Pour **cela** avoir soin de choisir la taille qui **con**vient le mieux. Avec un peu de **pra**tique, la femme doit devenir **habile à** placer et à enlever le pessaire, **et cela** sans efforts.

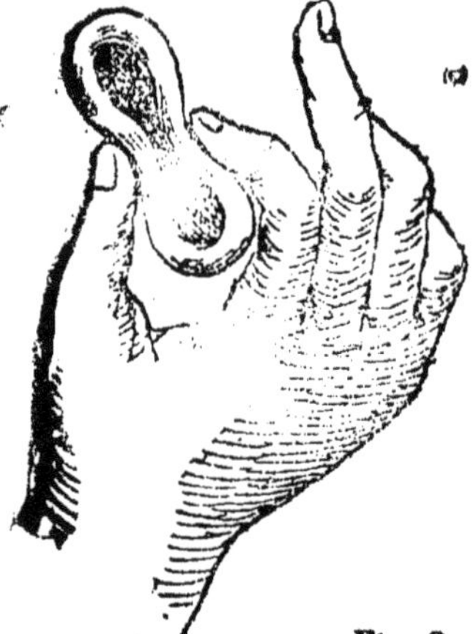

Un pessaire bien choisi et bien **pla**cé préservera toujours.

Pour faciliter l'introduction **du pes**saire et lui garder sa **souplesse**, l'enduire d'un corps gras, ou, ce **qui** est préférable, de **crème persane**, aseptique, préparée spécialement **pour** cet usage.

Prix du flacon : 3 **francs.**
Envoi franco.

Fig. 3.

Cette figure représente notre pessaire « **Le Préféré** » mis en **place.**

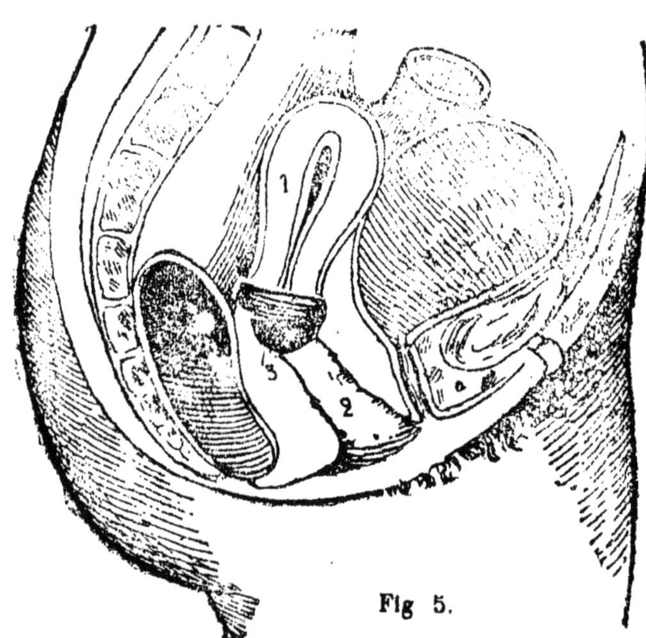

Fig 5.

Fig. 5.— Nous avons cru inutile de reproduire les organes **de l'autre** figure, notre but étant simplement de montrer la **place occupée** par le pessaire. **La** matrice et son conduit sont **représentés** par les n°° 1 et **2.**

Remarquer dans la Fig 5, comment vient se placer le pessaire (n° 3); on pourra voir **qu'il intercepte le passage des spermatozoïdes dans la matrice.**

tres natifs des campagnes, ont poussé en marmots épais vagabondant à leur gré ; à huit ou neuf ans on les empêtre d'un surplis pour offrir les burettes à la messe ; bien endoctrinés, bourrés des premiers éléments du latin, les voilà à douze ans au petit séminaire et un peu plus tard on les envoie se promener avec leurs uniformes en petits grands hommes.

Du petit séminaire où ils ont joué aux billes en écrivant des thèmes, ils ont glissé au grand séminaire pour s'y enduire de componction, huiler leurs muscles, graisser leurs rouages dans l'hypocrisie de la soutane, caressés et rabotés par un professeur de mysticisme, digérant en autruche la théologie.

Le voilà maintenant, ce jeune homme, bien en sève ; un petit bourgeon de virilité montre le nez à fleur de peau, le chatouillant si bien qu'il en devient par moments mélancolique ; peu à peu tracassé par la poussée du bourgeon en fleur, remué par des fouilles dans des livres casuistiques indécents, devant la jovialité sournoise de ses camarades. Puis les nuits chaudes étouffées, des rêves où le diable se fait rose et se rembourre de formes féminines, frictionnant ainsi les éminences, si bien qu'il se contamine tout à coup et se trouve souillé étrangement. Quelques-uns ne s'en désolent point, n'y étant pour rien, ceux-là ne s'embourbant pas davantage, s'ils ne sont point stimulés par des camarades et trop naïfs pour se satisfaire eux-mêmes.

Issu du séminaire à 23 ans, l'eau bénite de l'ordination ayant chassé le diable, pendant son vicariat dans quelque petit canton, le jeune prêtre s'enorgueillit des premières prêches, des premières messes dans l'encens, des baptêmes des marmots ; les confessions des vieilles filles l'extasient. Mais, petit à petit, le jeune abbé se morfond d'ennuis et la virilité s'accentue.

Le voilà curé d'une campagne à 30 ans ; il rencontre là quelque jolie paroissienne qui le gêne bien, mais d'une gêne peu déplaisante, d'une gêne étirée de chat qui pelote. Le sang du prêtre se trémousse devant la fille rose et fanfreluche, un coup de fouet simplement.

L'abbé s'est juré de mettre un éteignoir là-dessus, de se fourrer jusqu'aux oreilles dans son sacerdoce pas encore entamé et très sûr de mater Satan. Du reste, la jeune fille ne se laisse entrevoir qu'à l'église, ne pensant point à mal. Puis, il s'assagit sans trop de peine, psalmodiant, baptisant, confessant, enterrant, sans caprice de sa virilité. Puis vient un jour où il se trouve tout près de la fille, soit au confessionnal ou ailleurs ; ce pauvre abbé ne peut se défendre de la dévisager. Décidément cette fille le hante. Du visage, le curé fait une descente dans le cou, visite le corsage dont le gonflement l'intimide, il la déshabille par la pensée et commet par le regard le gros péché d'impureté.

C'en est fait il est pris, le démon de la chair lui suggère mille moyens pour assouvir ses désirs. Et il se dit enfin que ce serait trop bête aussi que de déguerpir de la vie sans avoir goûté cette volupté qui pousse instinctivement les sexes l'un vers l'autre.

Mais la confession suffirait à elle seule pour corrompre le prêtre jeune et vigoureux, elle s'insinue si bien dans l'esprit de la pénitente que la confiance qu'elle met en son confesseur finit par dégénérer en véritable admiration, de telle sorte qu'à son insu cette admiration, par suite de la sensibilité qui est en elle, se change en adoration, en amour; le besoin d'aimer l'illusionne sur ses véritables sentiments, elle croit avoir pour le prêtre de l'amitié, mais c'est de l'amour. Le confesseur s'en aperçoit et lui parle alors de l'amour divin avec des expressions passionnées, du langage mystique si propre à surexciter en elle son ardeur de femme. Elle croit adresser l'élan de son cœur à Dieu sans s'apercevoir qu'en réalité c'est au prêtre, son ministre, et celui-ci finit par supplanter son maître en faisant croire à sa pénitente que c'est en lui-même qu'elle doit s'anéantir et par lui seul que lui sont ouvertes les portes du ciel.

Comment la chasteté du jeune prêtre peut-elle résister à ce doux tête-à-tête, à ses confidences, à ces secrets intimes que la jeune femme apporte dans leur entretien au prêtre aimé et que nul témoin ne peut entendre ?

Paul-Louis Courier a magistralement dépeint les dangers du confessionnal et pour le jeune prêtre et pour la pénitente.

Quelle vie, quelle condition que celle de nos prêtres ! On leur défend le mariage et l'amour surtout ; on leur livre des femmes. Ils n'en peuvent avoir une et vivent avec toutes familièrement ; c'est peu : mais dans la confidence, l'intimité, le secret de leurs actions cachées, de toutes leurs pensées.

L'innocente fillette, sous l'aile de sa mère, entend le prêtre d'abord qui, bientôt l'appelant, l'entretient seul à seule, qui, le premier avant qu'elle puisse faillir, lui nomme le péché.

Instruite, il la marie ; mariée, il la confesse encore, il la gouverne. Dans ses affections, il précède l'époux et s'y maintient toujours. Ce qu'elle n'oserait confier à sa mère, avouer à son mari, le prêtre le doit savoir, le demande, le sait et ne sera point son amant. En effet, le moyen ? N'est-il pas tonsuré ? Il entend déclarer à l'oreille, tout bas, par une jeune femme, ses fautes, ses passions, ses désirs, ses faiblesses ; recueille ses soupirs sans se sentir ému, et il a 25 ans !

Confesser une femme : Imaginez ce que c'est :

Tout au fond de l'église, une espèce d'armoire, de guérite est dressée contre le mur, exprès, où ce prêtre, non Maingrat, ce prêtre meurtrier, mais quelque homme de bien, sage, pieux comme il n'en existe guère, homme pourtant et jeune — ils le sont presque tous — entend le soir après vêpres sa jeune pénitente qu'il aime ; elle le sait, l'amour ne se cache point à la personne aimée.

Vous m'arrêterez là ; son caractère de prêtre, son éducation, son vœu... Je vous réponds qu'il n'y a vœu qui tienne, que tout curé de village sortant du séminaire, sain, robuste et dispos, aime sans aucun doute une de ses paroissiennes. Cela ne peut être autrement ; et, si vous consentez, je vous dirai bien plus, c'est qu'il les aime toutes, celles du moins de son âge et qu'il épouserait, il en ferait une femme vertueuse, pieuse, n'était le pape. Il la voit chaque jour, la rencontre à l'église ou ailleurs, et devant elle, assise aux veillées de l'hiver, il s'abreuve, imprudent, du poison de ses yeux.

Or, je vous prie, celle-là, lorsqu'il entend venir le lendemain, approcher du confessionnal, qu'il reconnait ses pas et qu'il peut dire : C'est elle ! que se passe-t-il dans l'âme du confesseur ?

Honnêteté, devoir, sagesse, résolutions, ici servent de peu, sans une grâce du ciel toute particulière. Je le suppose un saint ;

ne pouvant fuir, il gémit apparemment, soupire, se recommande à Dieu, mais il n'est pas qu'un homme, il frémit, il désire, et déjà, malgré lui, sans le savoir peut-être, il espère. Elle arrive, se met à genoux devant lui, dont le cœur saute et palpite...

Vous êtes jeune ou vous l'avez été ; que vous semble, entre nous, d'une telle situation ?

Seul, la plupart du temps, et n'ayant pour témoins que ces murs, que ces voûtes, ils causent de quoi ? Hélas ! de tout ce qui n'est point innocent. Ils parlent ou plutôt murmurent à voix basse et leurs bouches se rapprochent, leur souffle se confond. Cela dure une heure au plus et se renouvelle souvent. Ne pensez pas que j'invente, cette scène a lieu telle que je vous la dépeins et dans toute la France, chaque jour se renouvelle pour quarante mille prêtres, avec autant de jeunes filles qu'ils aiment parce qu'ils sont hommes, confessent de la sorte, entretiennent tête-à-tête, visitent parce qu'ils sont prêtres et n'épousent point parce que le pape s'y oppose. Le pape leur pardonne tout, excepté le mariage, voulant plutôt un prêtre adultère, impudique, débauché, assassin, comme Maingrat, que marié. Maingrat tua sa maîtresse, on le défendit en chaire ; ici on prêche pour lui, là on le canonise ; s'il en épouse une, quel monstre ! Il ne trouverait d'asile nulle part, justice en serait faite bonne et prompte, comme le maire qui les aurait mariés. Mais quel maire oserait ?

Réfléchissez maintenant et voyez s'il était possible de réunir jamais en une même seule personne deux choses plus contraires que l'emploi de confesseur et le vœu de chasteté, que doit être le sort de ces pauvres jeunes gens entre la défense de posséder ce que la nature les force à aimer et l'obligation de converser intimement, confidentiellement avec ces objets de leur amour, et enfin ce n'est pas assez de cette monstrueuse combinaison pour rendre, les uns forcenés, les autres, je ne dis pas coupables, car les vrais coupables, ce sont ceux qui, étant magistrats, souffrent que des jeunes hommes confessent des jeunes filles, mais criminels et extrêmement malheureux ? Je sais là-dessus leurs secrets.

Mais, dira-t-on, pourquoi se faire prêtre quand on est susceptible de telles impressions ?

Eh ! Monsieur, se font-ils ce qu'ils sont ? Dès l'enfance, élevés par la milice papale, séduits, on les enrôle. Ils prononcent ce vœu abominable, impie, de n'avoir jamais femme, famille, ni maison, à peine sachant ce que c'est, novices adolescents, excusons-les par là, car un vœu de la sorte, celui qui le ferait avec connaissance de cause, il le faudrait saisir, séquestrer en prison ou reléguer au loin dans quelque île déserte.

Ce vœu fait, ils sont oints et ne s'en peuvent dédire ; que si l'engagement était à terme, certes, peu le renouvelleraient ; aussitôt on leur donne femme, fille à gouverner. On approche du feu le soufre, le bitume, car ce feu a promis, dit-on, de ne pas brûler. Quarante mille jeunes gens ont le don de continence pris avec la soutane, ils n'ont, dès ce moment, ni sexe, ni corps, le croyez-vous ?

Des sages, il en est, si sage se peut dire, qui combattent la nature. Quelques-uns en triomphent, mais combien, auprès de ceux que la grâce abandonne dans ses tentations? La grâce est pour peu d'hommes et manque même au plus juste.

Comment auraient-ils, eux, ce don de continence ; jeunes, dans l'ardeur de l'âge, quand les vieux ne l'ont pas ?

La confession est infâme, cela se sent et ne se démontre pas ; demander à la femme de se montrer nue, cela atteindrait moins sa pudeur que de lire sa pensée, sa vie intime, ses songes, ses fugitives impressions, la cause de ses rougeurs, les raffinements lascifs, les audaces de l'amant, les besoins inavoués de la femme ; consultez là-dessus un homme, précisez ses interrogations, détaillez sous sa curiosité; c'est inhumain, c'est hideux, et certes la nudité est moins éhontée !

Les célibataires

IV

Il est constaté que les femmes dans la vie religieuse tombent en proie à des affections cruelles qui, souvent les emportent prématurément au tombeau. En effet, si le célibat forcé est surtout dangereux à l'homme pour les raisons que nous expliquons, il n'est pas moins vrai qu'il est contraire à la santé de la femme. Il est démontré que dans les cloîtres la majorité des religieuses ne dépassent guère 45 ou 50 ans.

Combien n'a-t-on pas vu de filles célibataires devenir folles ? Chez ces malheureuses le système nerveux, faute d'imprégnation surabonde d'une vitalité qui se porte sur mille choses diverses : les organes qui n'ont pas rempli les fonctions auxquelles la nature les a destinées deviennent la source d'une foule de désordres, comme nous le verrons au chapitre de la folie.

Nous ne voulons ici que parler de l'influence de la continence sur le caractère de la femme. Quand on traverse la vie sans se laisser prendre aux plus nobles passions qui puissent agiter l'espèce humaine, quand on a été en contact avec les sentiments les plus affectueux et les plus tendres et qu'on a pas été touché comme d'une commotion électrique, quand on est resté glacé et insensible c'est que l'on n'a pas de cœur.

La vieille fille a un visage de marbre, sa réserve a quelque chose de froid, de guindé de déplaisant. Ce n'est point de la dignité, c'est de la sécheresse. Vis-à-vis d'elle on se sent mal à l'aise, on craint toujours de n'être pas compris, qui ne doit rien comprendre. On lui parle sans oser lui parler. On a rien de commun avec elle et l'on craint qu'elle tienne un langage tout particulier, comme sa position; on a peur, on l'évite. Elle-même est gênée et embarrassée. Elle éprouve comme vous l'espèce d'indisposition morale que ressentent deux individus d'espèce différente.

On s'aperçoit tout d'abord que la vieille fille est privée de cette faculté d'aimer qui porte à l'affection et à la sympathie. Elle est au milieu de la société comme l'obélisque au milieu de la place de la Concorde. Elle ne se rattache à rien et rien ne se rattache à elle.

Toute les fois qu'elle voit s'avancer une femme entourée, comme la mère des Gracques d'un collier de beaux enfants, elle a mal aux nerfs. Les caresses d'époux à épouse, de mère à enfants, la blessent et la fatiguent.

Toutes les fois qu'il y a autour d'elle de l'amour et de l'affection dans l'air, elle est malade. Il lui faut une atmosphère sans énergie et sans chaleur. Ce spectre de femme n'a point d'organes c'est tout au plus si elle a des ressorts qui la font exister ou végéter machinalement. Ce serait une curieuse étude anatomique que celle qui se ferait sur une vieille fille !

La vieille fille a la race humaine en horreur, elle reporte, comme une sorte de protestation toutes ses affections sur les animaux. Elle nourrit les chats, elle promène les chiens, elle a des serins, des perroquets en cage. On lui a souvent fait entendre qu'elle n'aimait rien, elle a des bêtes pour prouver qu'elle peut aimer encore quelque chose. Mais elle déploie vis-à-vis d'elle un luxe de petits soins et de caresses qui a quelque chose d'exagéré et forcé, de préparé en vue de se faire remarquer. Le lit qu'elle fait à Zozor malade signifie : « Vous voyez bien que je suis sensible. J'aurai pu en faire autant pour un mari. » Le roquet n'est qu'un prétexte il ne comprend pas et on peut faire semblant de l'adorer sans nuire en aucune façon à sa réputation.

La vieille fille est essentiellement égoïste, elle ramène tout à elle, elle cherche avant tout ses commodités, elle est morte au moral mais d'une complaisance extraordinaire pour tout ce qui tient chez elle aux appétits brutaux. Elle est gourmande et surveille elle-même la table et sa cuisine. Elle est très habille à faire des confitures et des chatteries, elle met de l'amour propre à y bien réussir, puis elle s'enferme, elle se repaît dans la solitude, elle se bourre l'estomac, se gave. Pour bien étudier une indigestion, il faut aller chez les vieilles filles.

La vieille fille est poltronne, personne plus qu'elle ne craint la douleur et les infirmités. Elle a d'elle-même un soin tout particulier, mais elle n'a pas de pitié pour les souffrances des autres, sa charité n'est qu'une charité d'ostentations. Elle l'exerce avec une dureté tout à fait cruelle elle y apporte de l'inquisition, de l'espionnage, de la torture. Elle a besoin d'accompagner chaque pièce d'une parole dure : elle a trouvé le moyen de corrompre l'aumône, cette chose sublime. Il y a des pauvres gens qui aimeraient mieux ne rien recevoir d'elle que de supporter ses hypocrites méchancetés.

La vieille fille ne veut plaire à personne, on s'en aperçoit; elle n'a jamais connu l'élégance, la distinction enfin cette belle franchise de manière qui fait ressembler une femme à une rose épanouie. Sa tournure est anguleuse, sa toilette est pauvre, maigre, étriquée, c'est une poupée mal habillée. La vieille fille n'a pas de plus grand bonheur que dire du mal des autres. Elle sait trouver à toutes les actions, et surtout à celle des femmes, des motifs abominables, son imagination est sous ce rapport d'une fécondité satanique. On est étonné de tant de perversité, on est effrayé, car rien n'est plus effrayant que ces vices qui se couvrent du masque de la vertu et que l'on ne sait comment confondre. Il se débite plus d'horreurs dans une seule conversation s'occupant de déchirer le prochain que dans vingt orgies de mauvais sujets et de filles. Les propos y sont d'autant plus hideux qu'ils sont couverts à la surface du vernis de la charité et de la pudeur.

C'est le cours d'immoralité le plus dangereux qu'il se puisse faire. L'immoralité y manque de verve, d'entrain, de tout ce qui étourdit en irritant, elle est d'autant plus laide et repoussante qu'elle se montre froide et sans apprêts.

Cette médisance est, à vrai dire, le plus réel plaisir de la vieille fille ; aussi s'y livre-t-elle avec une ardeur frénétique. Elle recherche, à cet effet, les conciliabules de ses semblables, elle y déride sa figure ridée, elle y montre les dents et les griffes... elle est heureuse. Il ne lui faut pas huit jours pour dévorer la réputation la mieux établie. Le docteur Moreau, de Tours, déclare que le génie est une névrose. L'homme entièrement possesseur de la plénitude de ses facultés est l'honnête bourgeois qui, ne s'occupant que de vivre paisiblement, coule dans son foyer domestique une paisible existence et meurt inconnu de tous, hormis de ses connaissances et de ses voisins immédiats. Heureux les peuples qui n'ont pas d'histoire ; dit Fénélon. — Heureux l'homme tranquille dit Moreau, qui n'a point de notoriété, et qui ne cherche point à en acquérir. Lui seul sûrement accomplit la tâche assignée à l'humanité ; lui seul, à l'époque des cheveux blancs, voit s'asseoir près de lui ses enfants, gambarder autour de lui ses petits-enfants, et celui des dieux spirituels, dispensateur du génie et des arts, tous célibataires.

Nous voyons, en effet, la mère commune Cybèle et le père commun Saturne procréer tous les autres dieux. Puis Vénus, la reine de la forme parfaite et de l'éternelle beauté, la belle déesse des sourires, l'épouse infidèle de Vulcain l'amante à la robuste corpulence, et à côté Minerve, la vierge des vierges issue de Jupiter père et dieu de tous les humains. Les dieux et déesses de la pensée étaient vierges et célibataires, tandis que la facile Vénus dénouait sa ceinture en faveur des dieux et des hommes, Pallas, déesse de la science repoussait tous les hommages libertins. Les neufs muses, déesses des lettres et des arts dérobaient à tous les yeux leur virginale nudité, et Diane, la chaste déesse des enchantements changeait en bêtes des forêts les lubriques imprudents qui l'épiaient dans son bain.

Si la Vénus de Milo aux vastes flancs et l'hercule Farnèse aux bras robustes sont les types de féconde beauté de la matière humaine, Mercure aux pieds ailés, la Diane chasseresse sont des types de stérilité physique et à l'idéale beauté. Il est donc bien certain que, aux yeux de la Grèce, le Génie est célibataire.

Depuis, en Grèce, à Rome, partout les hommes de génie sont célibataires, tels Socrate, Orphée, Platon Aristophane. Le poète Lucrèce, Virgile, le voluptueux Horace, etc. etc. Jésus-Christ prêcha le célibat on le fit naître d'une Vierge, et le célibat de l'homme et de la ſemme devint ainsi une théorie. Les grands hommes du christianisme ſurent célibataires, avant même que les conciles eussent interdit le mariage aux prêtres.

Moreau de Tours, affirme encore que les littérateurs, les poètes, petits et grands sont sur la route qui mène à Charenton. Le génie est une névrose, et voilà pourquoi le génie est célibataire. Aux bourgeois la raison et beaucoup d'enfants.

Les hommes de talent meurent célibataires, ils comprennent la vie autrement que les autres et entendent la mort à leur façon. Lorsqu'ils leur arrive de regretter l'obscurité et le bonheur il est trop tard pour ces rois de la pensée. Ils ressemblent, tous ces grands célibataires à ce vieux bohème que Louis Leroy nous montre sur le point de mourir, seul dans un lit d'hôpital à qui il demande. « Voyons, père Gloria, si vous aviez à recommencer la vie, la prendriez-vous du même côté. » — Ma foi non répondit-il, la vie bourgeoise a du bon, et je vous étonnerais bien si je vous disais mon idéal à l'heure qu'il est. Mon rêve ajouta-t-il serait d'être employé à 2.400 fr. dans une bonne administration, aller à son bureau avec son parapluie sous le bras, fricoter son déjeuner avec sa femme et lire son journal après, en poussant de temps en temps une grosse bûche dans le feu : qu'elle existence !

Chasteté et hystérie

V

Le docteur Landouzy passe en revue les causes prédisposantes à l'hystérie. Aussi n'avions-nous pas besoin de citer ni l'oisiveté, ni la *vie et les professions sédentaires*, ni les bals, ni les spectacles, ni les concerts, ni cette coquetterie que la jeune fille suce avec le lait, ni la culture prématurée et immodérée des arts expressifs et surtout de la musique, ni cette littérature passionnée des romanciers, ni ce mysticisme religieux qu'on substituc trop souvent à la religion, ni l'abus des parfums, ni l'usage des boissons excitantes, du café, du thé, de la vanille, etc., ni un régime alimentaire trop succulent et trop substantiel, relativement aux habitudes inactives de la plupart des jeunes filles, ni enfin les jeûnes prolongés qui diminuent la résistance de la constitution aux agents de l'excitation nerveuse.

Je passerai également sous silence les émotions morales, les chagrins, *les désirs sans satisfaction, les inclinations contrariées*, la jalousie, toutes les affections de l'âme enfin, capables d'augmenter le genre nerveux.

Nous trouvons encore chez le même auteur les considérations suivantes sur l'influence qu'exerce la continence à la production de l'hystérie :

L'hystérie, de l'aveu des auteurs les plus opposés, quant au siège, et à la nature de la maladie, ne se manifestant jamais avant les approches de la puberté, on était amené presque nécessairement à regarder cette période comme l'une des prédispositions principales. On peut reconnaître alors, en effet, une excitation nerveuse générale produite par le travail de l'économie qui accompagne la mise en œuvre d'une fonction nouvelle et une excitation spéciale née de la nature même de cette fonction.

De ce que nous regardons l'époque de la faculté procréatrice comme l'une des sources de l'hystérie, est-ce à dire que la prédisposition dérivera nécessairement du sentiment et des passions ? Nullement. L'appareil générateur peut, quoique dans sa période de développement, n'exercer aucune action sur le cerveau ; il y a alors simple impression physiologique, simple émotion sensuelle, indépendante de toute impression sentimentale qui se traduit à l'intérieur par un certain embarras indéfinissable, par l'abattement, par une vague mélancolie, signe précurseur assez fréquent des accidents hystériques.

Ce qui prouve l'empire de la puberté, en

dehors de toute circonstance propre à exciter les sens, c'est qu'on la voit provoquer l'hystérie chez des jeunes filles soustraites à toute influence extérieure, élevées pour ainsi dire dans le sein de leurs mères, avec toutes les préoccupations que peut suggérer la tendresse la plus éclairée...

Malgré l'opinion contraire de M. Dubois, je regarde la continence comme pouvant prédisposer à l'hystérie et non seulement la continence de celles mêmes qui seraient dans la plus complète ignorance des désirs et des satisfactions sexuelles.

Pour les premières, cette proposition n'a pas besoin de commentaires, car de cette part faite à l'imagination dérive une prédisposition trop manifeste pour être discutée.

Quant aux cas dans lesquels cette prédisposition précéderait tout penchant génital, toute connaissance même des impressions sexuelles, bien qu'elles soient plus rares, ils n'en sont pas moins constants et ils rentrent dans ce que nous avons dit tout à l'heure sur l'influence de la puberté.

Il ne faut pas voir seulement, en effet, parmi les causes de l'hystérie, la surexcitation d'un appareil nerveux et il est manifeste que l'état normal de l'économie résultant de l'exercice régulier de toutes les fonctions, il y a viciation quant un organe est privé de la fonction pour laquelle il a été créé.

Il suffit de parcourir notre recueil d'observations pour voir combien de fois l'hystérie est née par suite de la continence, et combien de fois l'union sexuelle l'a guérie.

On objecte en vain que l'état de mariage n'est pas un obstacle à l'hystérie, car, outre que cet argument tombe de soi-même dès que la surexcitation génitale est admise comme prédisposition à l'hystérie, outre que d'autres causes peuvent la déterminer, il faut bien reconnaître qu'on ne trouve pas toujours dans le mariage la satisfaction morale et la satisfaction physique.

Ecoutons ce que dit Lanier-Villermoy : Il ne suffit pas toujours, en effet, que le but de la nature soit rempli : il faut aussi que le vœu du cœur soit exaucé et c'est ainsi que l'on voit des femmes mariées, jouissant des droits de l'hymen, qui éprouvent des accès d'hystérie parce qu'elles sont sous l'empire d'une inclination qui n'est pas satisfaite.

Il serait donc superflu de réfuter l'objection tirée de ce que les filles publiques ne sont pas exemptes d'hystérie, car, outre toutes les circonstances morales et physiques qui peuvent les y exposer, on aurait encore à considérer l'exagération de l'instinct et de la stimulation sexuelle.

Parent-Duchâtelet dit que, sur cent-cinq prostituées frappées d'aliénation mentale, on n'en a compté que huit chez lesquelles se fussent remarqués les symptômes hystériques.

Landouzy, ajoute enfin un dernier argument en faveur de sa thèse déjà si vrai, et si lumineuse. Mais de ce que nous venons de donner la continence comme cause prédisposante de l'hystérie, serait-ce une contradiction d'avoir attribué et d'attribuer plus tard, dans certains cas, une analogue influence à l'union sexuelle, même sans aucun abus ! Nullement. La contradiction serait uniquement dans l'esprit de ceux qui refuseraient d'interprêter l'action différente d'une même cause et l'action identique de causes différentes, selon les circonstances dans lesquelles elles s'exercent. Et de même que certains troubles de l'estomac sont identiquement provoqués par une alimentation insuffisante ou trop abondante, mauvaise ou trop succulente, de même *les troubles identiques de l'innervation génitale peuvent dériver de l'absence, de l'abus ou du simple exercice de la fonction sexuelle.* Nous ne nous croirons donc ni imprudent ni immoral, mais au contraire très moral et très prudent, en conseillant le mariage dans certains cas déterminés.

Qu'on réprouve les conseils de Florestus

et de Sauvage, on ne saurait le faire avec trop de rigueur ! Mais qu'à l'exemple de MM. Bachet et Georget, on traite d'indécente l'opinion des médecins qui regardent comme l'une des causes de l'hystérie la non satisfaction de la fonction génératrice, c'est comme si l'on reprochait au médecin de conseiller une grossesse à une jeune mariée, pour remédier à certains désordres cérébraux ou à certains déplacements de l'utérus. La moralité de la médecine ne consiste pas dans la négation de ces influences organiques, difficiles à dissiper ou à diriger, mais précisément dans leurs directions et dans leurs modérations.

Nous citerons encore Landouzy pour terminer ses considérations sur la production de l'hystérie par la continence ; il parle du mariage, donne traitement...

Il ne peut entrer dans notre cadre de discuter l'âge le plus convenable au mariage. Ces questions sont plutôt le domaine de l'hygiène générale de notre sujet ; nous dirons seulement qu'on ne saurait entraver de trop bonne heure la marche des névroses et que, s'il peut être fait exception à cette loi générale, qui fixe entre vingt et vingt-quatre ans la véritable maturité procréatrice, c'est surtout dans le cas où l'on aurait à craindre qu'une trop longue attente n'augmentât les prédispositions ou les accès de manière à les rendre ensuite plus rebelles au traitement.

Si nous supposons maintenant le cas où l'hystérie se manifeste chez des filles condamnées au célibat, par position, par vœu, par goût etc., ou chez des femmes mariées auxquelles manque la satisfaction des besoins physiques ou des besoins moraux ou intellectuels, évidemment la solution du problème ne saurait être la même, car un médecin, quelque convaincu qu'il soit au point de vue de la science, ne songera jamais à substituer une loi d'hygiène aux lois éternelles de la morale et de la religion. Il conseille alors les moyens hygiéniques comme moyens curatifs il place un but d'activité qui puisse absorber toutes les pensées et tous les loisirs de la fille condamnée au célibat ou de la femme victime d'une union mal assortie.

FIN

TABLE DES MATIÈRES

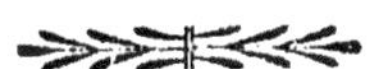

Catalogue

www.ingramcontent.com/pod-product-compliance
Ingram Content Group UK Ltd.
Pitfield, Milton Keynes, MK11 3LW, UK
UKHW021821190726
13853UKWH00003B/1110

9 782329 589787